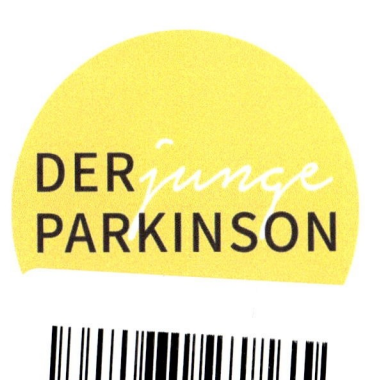

DER *junge*
PARKINSON

AF284508

8 HILFREICHE ERKENNTNISSE

KATHARINA BEYER

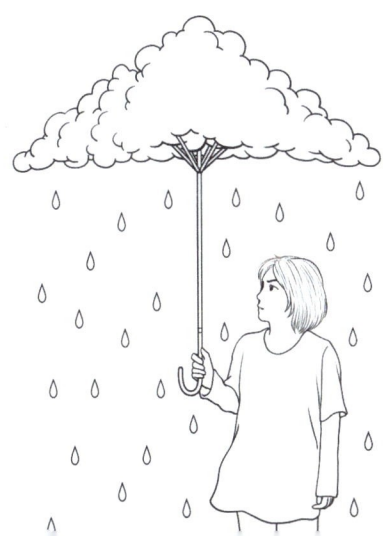

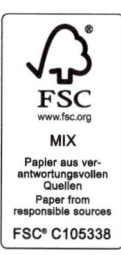

IMPRESSUM

Bibliografische Information der Deutschen Nationalbibliothek:
Die Deutsche Nationalbibliothek verzeichnet diese Publikation in
der Deutschen Nationalbibliografie; detaillierte bibliografische
Daten sind im Internet über http://dnb. dnb.de abrufbar.

© 2021 Katharina Beyer 1. Auflage, Dezember 2021

Designidee: Stefanie Schwabe
Satz: Katharina Beyer

Vielen Dank für die Illustrationen von 愚木混株 Cdd20 auf Pixabay
und die Fotografien von Benjamin Renner
(www.bethewildchild.com)

Herstellung und Verlag: BoD – Books on Demand, Norderstedt

ISBN: 9783755741640

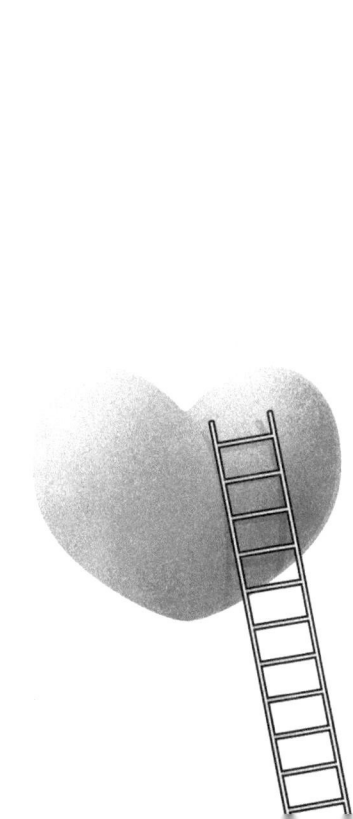

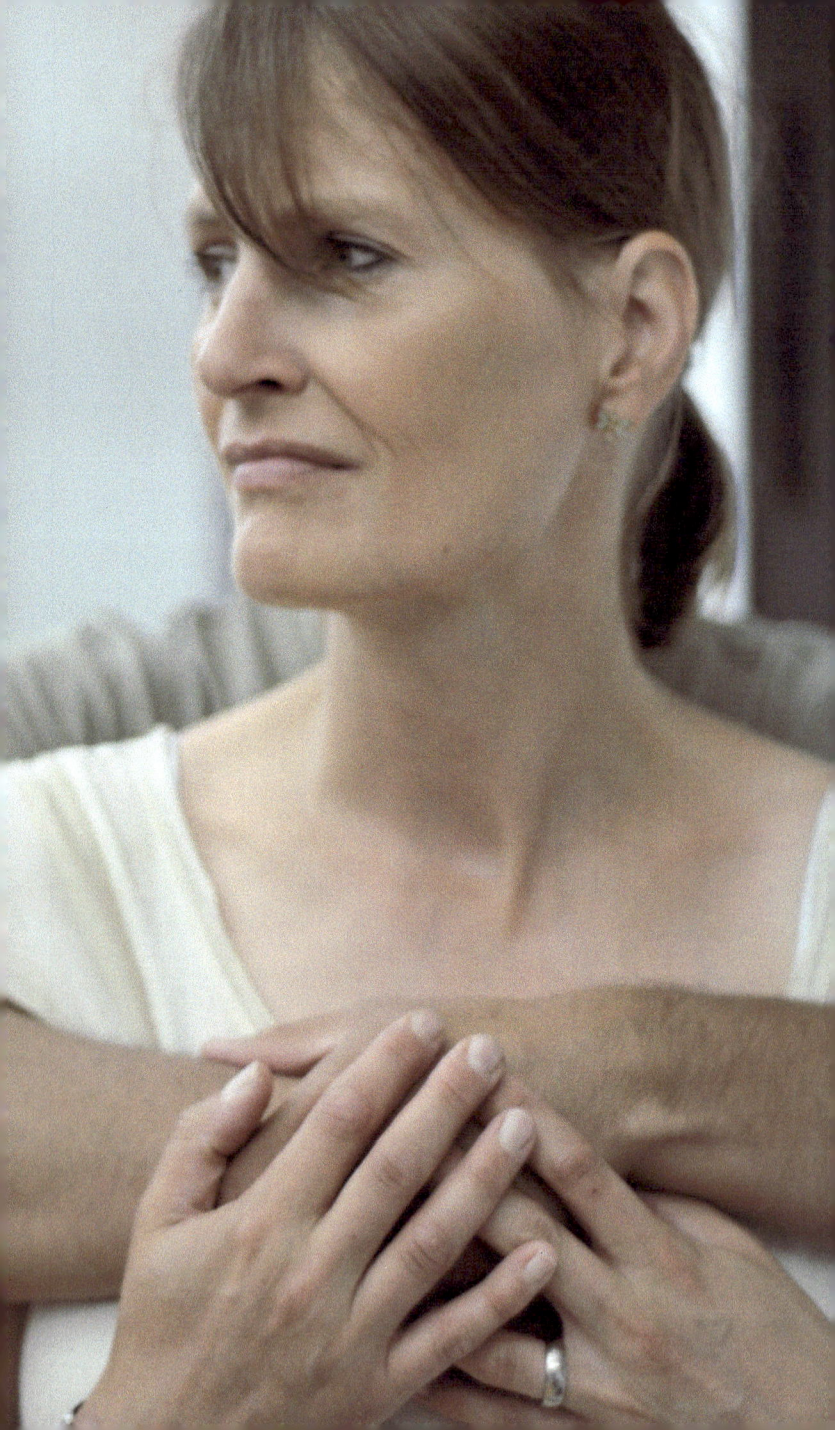

VORAB

Den Tag meiner Diagnose werde ich nie vergessen. Er teilt mein Leben in ein seltsames Davor und Danach. Davor war alles anders. Danach war vieles wie zuvor, und doch fühlte es sich nie mehr so wie früher an. Oft habe ich mich gefragt: Warum ich? Warum hat es mich getroffen? Ich weiß es nicht und werde es vermutlich nie herausfinden.

Was ich aber sicher weiß, ist, dass ich selbst entscheiden kann, wie und wohin ich nun gehe. Ganz bewusst und mit allem, was das bedeutet, habe ich mich entschieden, nach vorn zu gehen. Ich gestalte meine Zukunft, ich übernehme Verantwortung für mich und meinen Parkinson. Ich blicke aber auch meinen Zukunftsängsten ins Auge, lasse Wut und Schmerz zu und wage es mehr und mehr, mich dabei nicht zu verstecken.

Bis hierher war es ein langer Weg. Detailliert beschreibe ich ihn in dem Bildband **"Der junge Parkinson – 30 Wahrheiten über mein Leben"**, der sich an andere jung Betroffene richtet. In diesem Booklet findest Du die Essenz meiner Erfahrungen: Meine 8 wichtigsten Erkenntnisse, die mir geholfen haben, an der Diagnose nicht zu zerbrechen, sondern mit ihr zu wachsen.

Wenn Du selbst jung an Parkinson erkrankt bist und noch mehr erfahren möchtest, findest Du den kostenlosen Bildband auf der Projektseite **www.derjungeparkinson.de.**

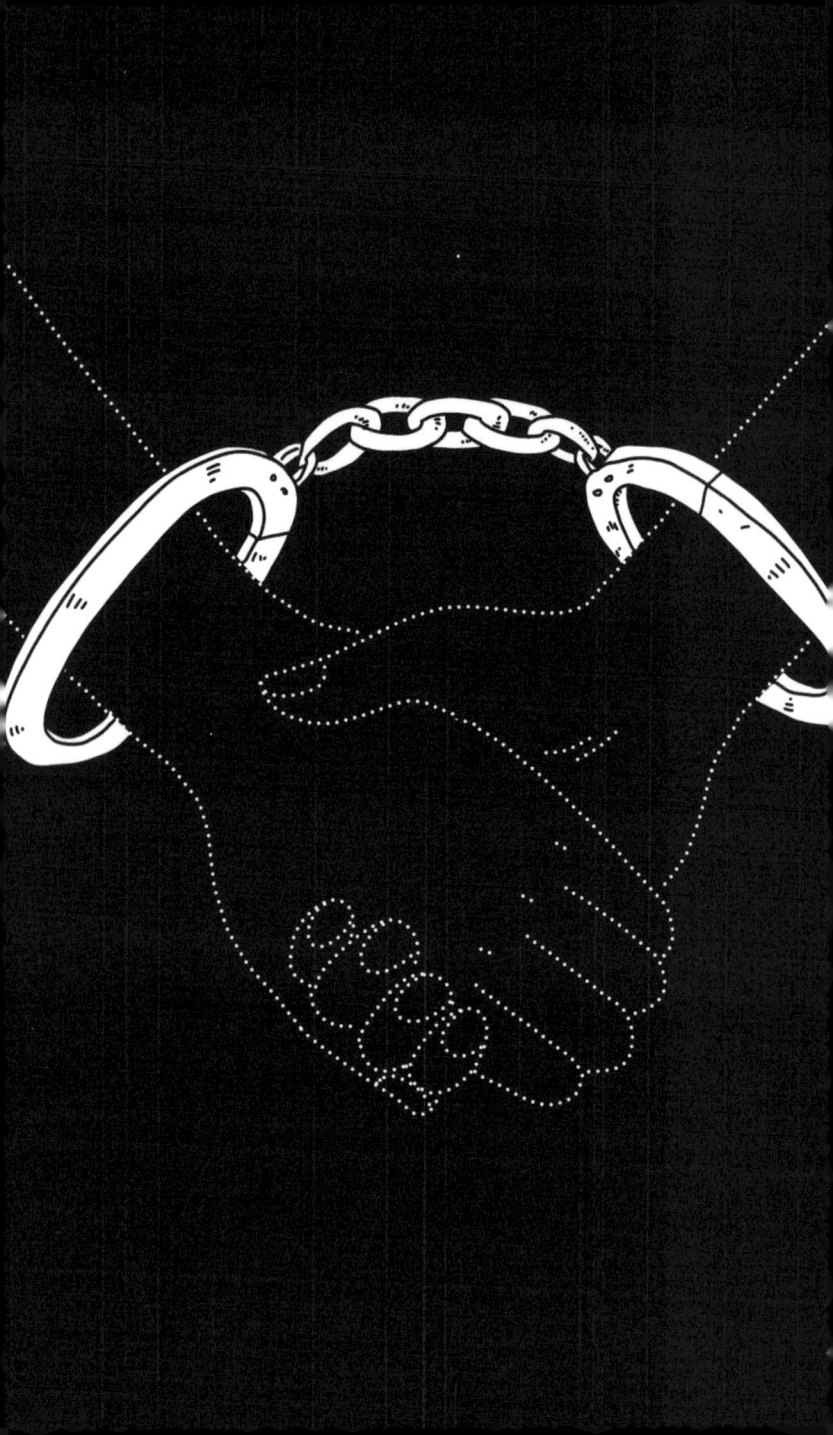

DU BIST NICHT ALLEIN –
DAS LEBEN GEHT WEITER

Zunächst erlebte ich meine Diagnose als ein sehr trennendes Element. Da war ich, krank, getroffen, vom Schicksal erwischt. Und da waren die anderen, gesund, Glück gehabt, sie hatten ja keine Vorstellung. Ich hatte Mitleid mit mir, ich war wütend auf alle anderen.

Mir war klar, dass das unfair ist, aber ich konnte es trotzdem nicht ändern. Ich habe viel geweint und geschrien, geschluchzt und geschimpft (übrigens mit professioneller Unterstützung von Therapeuten und Coaches), bis ich verstand: Es gibt sehr unterschiedliche Schicksale. Aber das bedeutet nicht, dass diese definieren, wer wir sind. Im Menschsein sind wir alle verbunden.

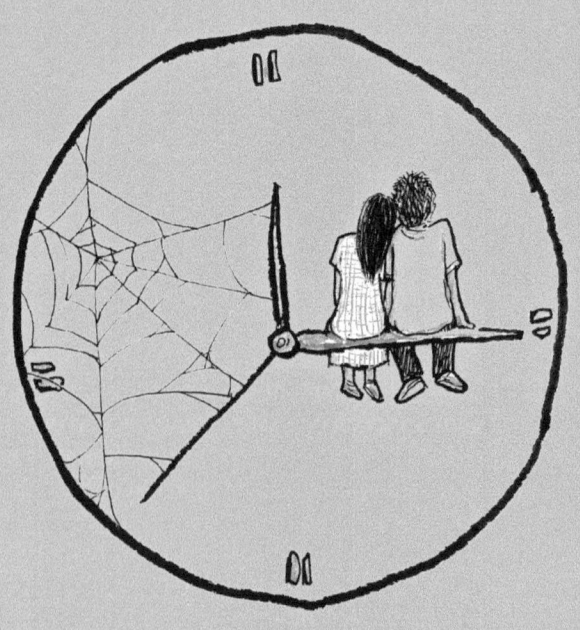

GIB UND NIMM DIR ZEIT FÜR DEIN EIGENES TEMPO

Vom Zeitpunkt der Diagnose bis zu dem Moment, an dem ich zum ersten Mal laut aussprechen konnte „Ich habe Parkinson", hat es einige Jahre gedauert. Und ich glaube, ich habe diese Zeit gebraucht. Denn ich wollte und konnte anfangs nicht verstehen, was dieser Satz eigentlich für mich bedeutet. Zunächst hatte er nichts mit mir zu tun.

Er war wie ein böses Monster hinter dem Vorhang und sprang mich an. Und erst nachdem ich die Krankheit für mich betrachten konnte und auch inhaltlich besser verstanden hatte, konnte ich die Diagnose annehmen, ohne mich davon auffressen zu lassen. Heute weiß ich: Ich bin mehr als nur mein Körper!

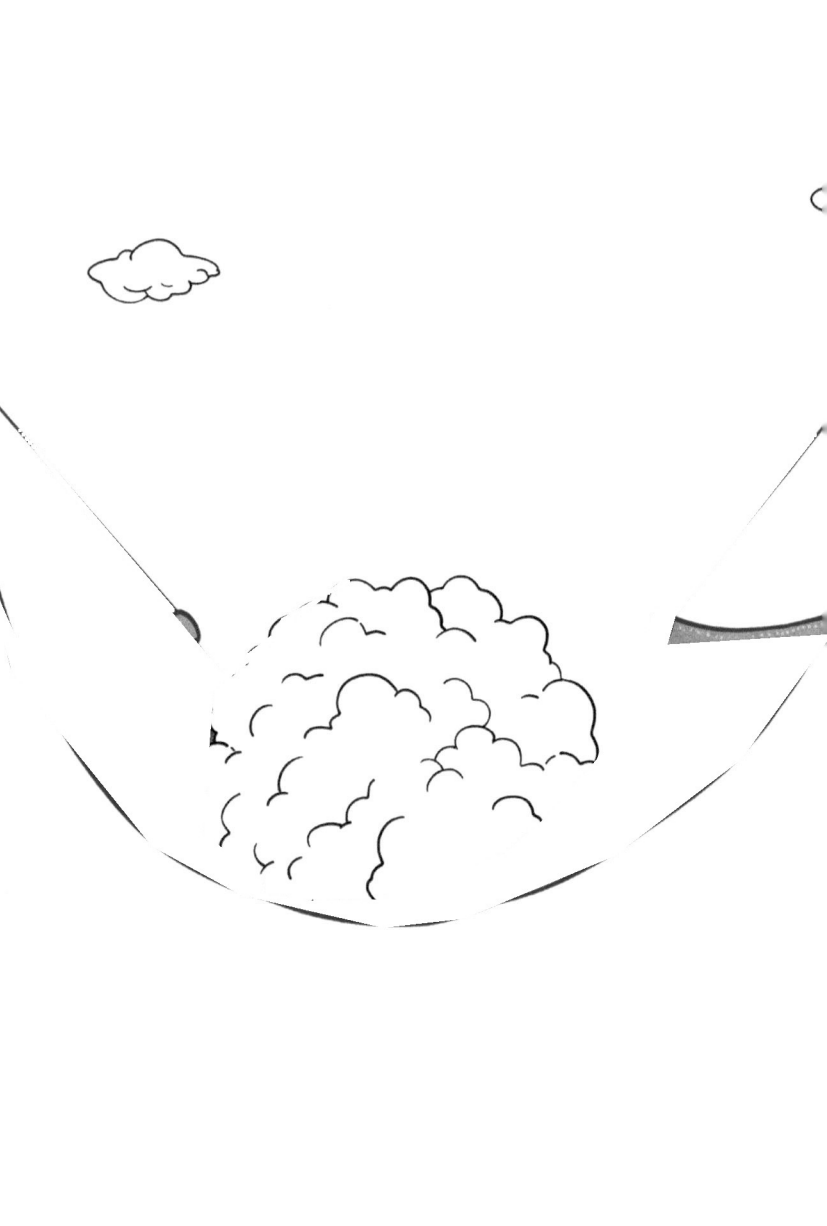

ÜBERSETZE DEN SCHMERZ IN BEWEGUNG

Worauf ich wirklich stolz bin, ist mein innerer Instinkt, dem Parkinson von Anfang an mit Bewegung zu begegnen. Ich habe sofort mit Yoga begonnen und ahnte: Wenn mir etwas hilft, dann das. Ich habe mir auch neue Laufschuhe gekauft und bin durch den Wald gerannt. Ich bin ins Schwimmbad gefahren und habe Bahn um Bahn gezogen.

Mein Mann sagt: „Schweiß ist Schmerz, der den Körper verlässt." Das hat für mich ziemlich gut funktioniert. Und ganz nebenbei war es eine mir selbst verordnete Physiotherapie. Denn heute weiß ich, dass der wichtigste Rat aller Experten lautet: „Bleiben Sie in Bewegung!"

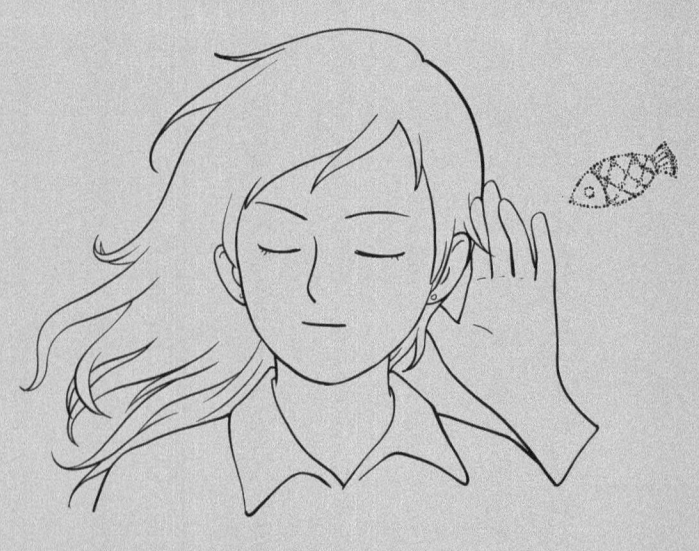

GEH MIT OFFENEN AUGEN UND OHREN VORAN

Zunächst galt für mich die Vogel-Strauß-Politik: Den Kopf verstecken und hoffen, dass der Sturm mich dann nicht umwirft. Ich habe mich sehr auf mich und mein näheres Umfeld konzentriert. Ich bin wenig nach draußen gegangen und bin mir dabei sehr wahrhaftig selbst begegnet.

Das war bestimmt gut und wichtig für mich. Gleichzeitig merke ich jetzt, wo sich mein Blick weitet, wie oft mir das Leben Menschen, Momente und auch Möglichkeiten anbietet, für die ich mich nur öffnen muss. Ja, das macht mich angreifbar und schützt mich nicht vor Verletzung. Aber das Leben ist voller und bunter, wenn ich mit offenen Augen und Ohren vorangehe.

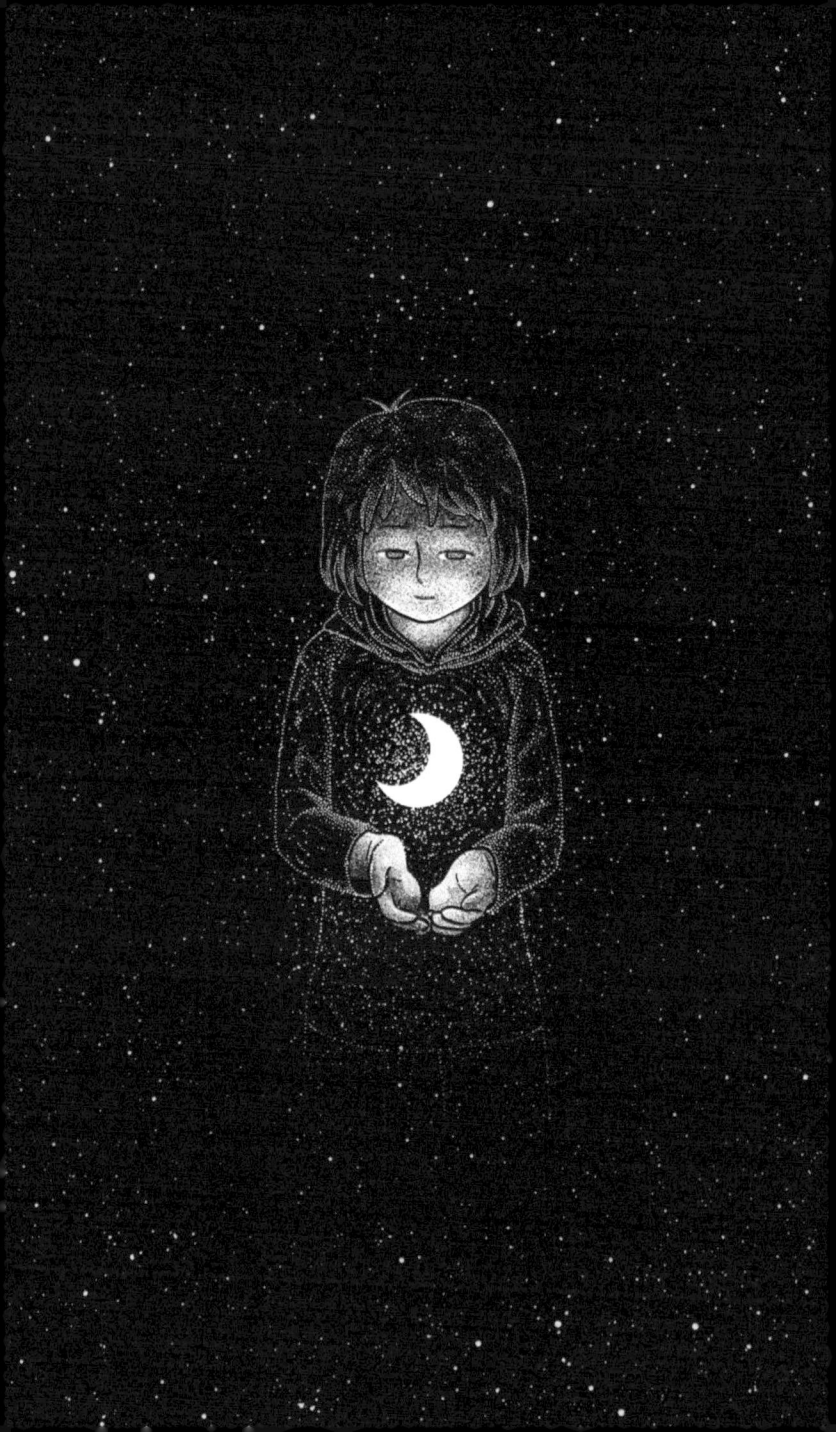

SEI DIR DEINER SACHE SICHER - VERTRAUE DIR

Inzwischen gibt es so viele Informationsangebote für Parkinson-Patienten: Bücher, die man lesen, Studien, die man verfolgen und Ratschläge, die man beherzigen kann. Ich muss gestehen, dass mir das manchmal alles zu viel wird.

Obwohl es mir weder an den Voraussetzungen noch an der Vorstellungskraft fehlt, die medizinischen Fakten zu verstehen, treiben letztere mich nicht besonders stark um. Für mich gilt (ohne dass ich dazu auffordern möchte, Wahrheiten zu ignorieren oder irrational zu handeln): Vertraue Dir – Du weißt, was gut für Dich ist!

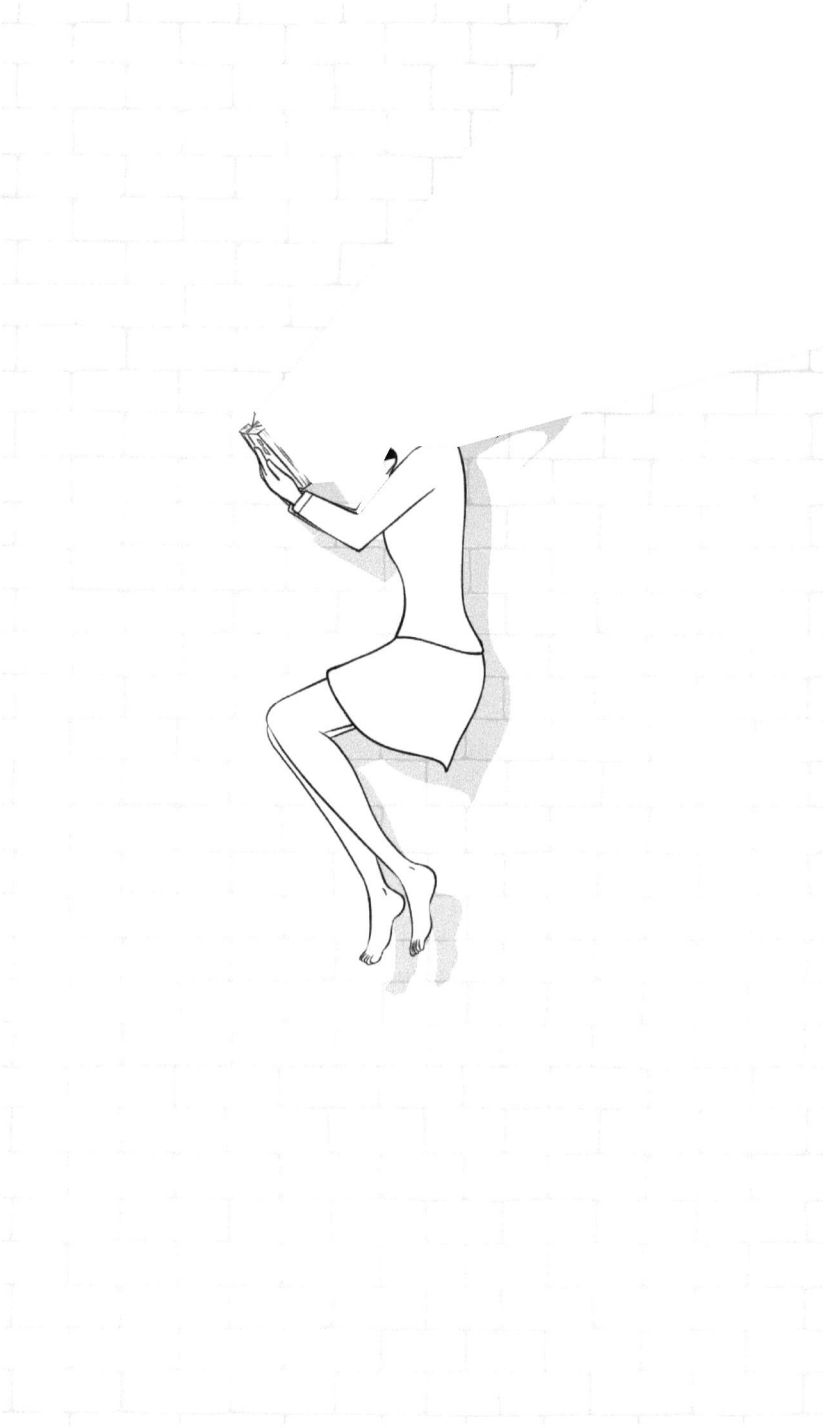

ALLES IST ERLAUBT – SEI NICHT SO STRENG MIT DIR

Ich habe mich sehr oft getrieben gefühlt von den Erwartungen anderer, die ich glaubte erfüllen zu müssen. Ich war auf der Suche nach Zustimmung und Applaus. Ich wollte alles unter Kontrolle behalten und so den Ausgang jeder Geschichte selbst gestalten.

Auch heute sind das wohl meine prägendsten Eigenschaften. Aber gleichzeitig weiß ich um meine schwachen Anteile, meine Hilfsbedürftigkeit und meine Inkompetenz bei vielen Themen. Mit meiner Krankheit wurde es viel schwerer, diese vermeintlichen Schwächen ständig zu verstecken. Ich habe daher beschlossen: Ich will ganz sein, mit allem, was mich ausmacht. Alles ist erlaubt – nichts ist verboten!

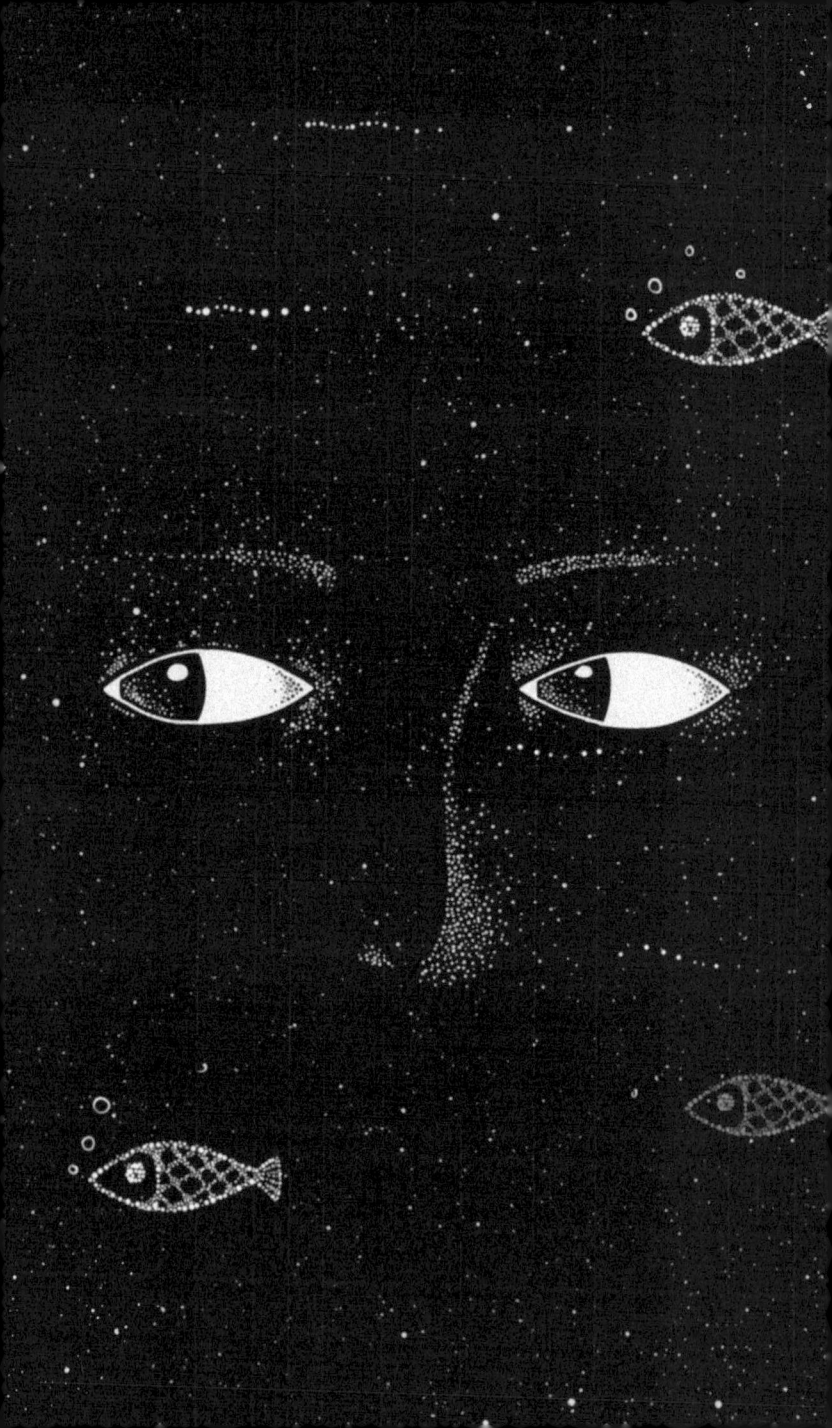

LERNE DIE PROFIS AN DEINER SEITE ZU SCHÄTZEN

Wie bereits erwähnt, habe ich ganz viel Unterstützung erhalten und in Anspruch genommen. Ich habe einen sehr guten Arzt, dem ich vertraue. Ich arbeite mit Physio- und Ergotherapeuten, deren Behandlungskonzepte aufeinander abgestimmt sind. Ich habe einen Coach, der mich in jeder Krise unterstützt. Ich informiere mich, tausche mich aus, und lasse mich beraten.

Voller Demut und Dankbarkeit lasse ich mich so fallen in die Kompetenzen anderer. Und ich gebe es zu: Ich genieße es, manchmal keine Entscheidungen treffen zu müssen.

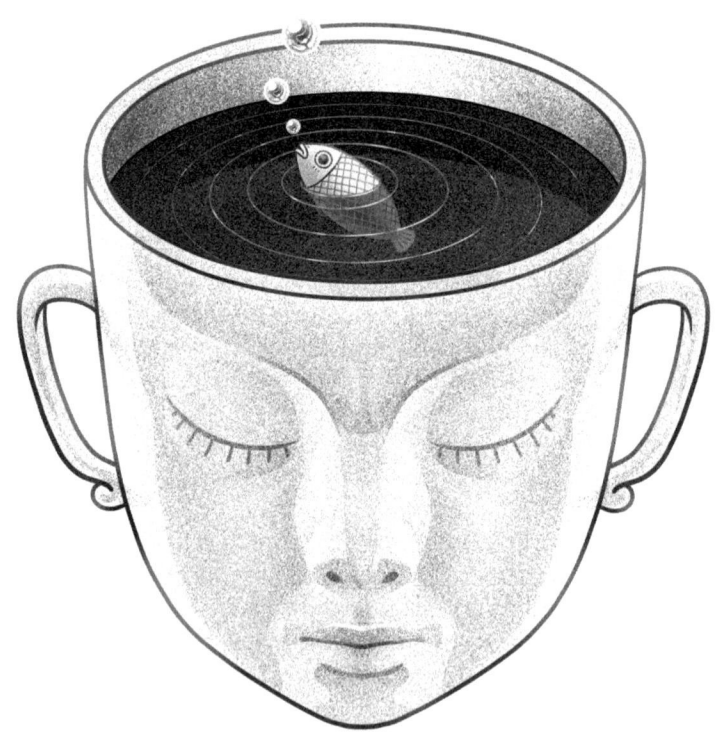

ÜBERFORDERE DICH NICHT – LEGE PAUSEN EIN

Was man von mir nicht lernen kann, ist das Haushalten mit den eigenen Kräften. Ich gehe ständig an meine Grenze. Ich will mehr, als ich schaffen kann und ich lege ein Tempo vor, mit dem ich oft selbst nicht Schritt halten kann.

Zwei Dinge habe ich aber schon gelernt, und ich bin fest entschlossen, noch besser darin zu werden – ich bitte andere um Hilfe, und ich bemühe mich, Pausen zu machen. Diese muss ich aber fest in meinen Tagesablauf einplanen, damit ich sie nicht vergesse. Ich erinnere mich täglich daran: Überfordere Dich nicht – fordere lieber die anderen!

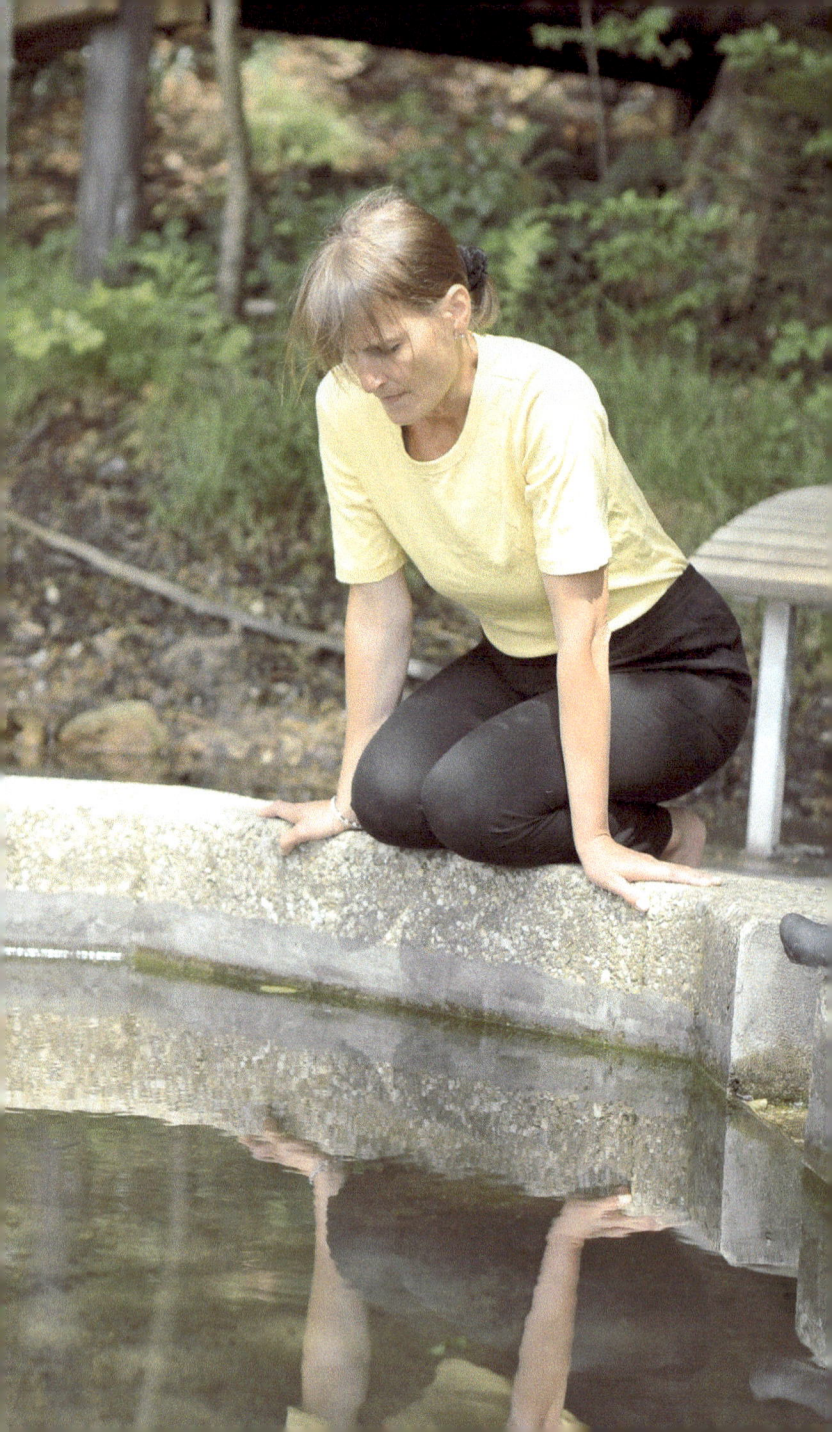

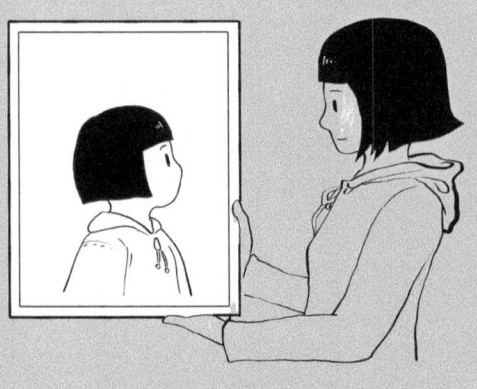

DIE GROSSE GEFAHR BEIM VERSTECKEN IST, NIEMALS GEFUNDEN ZU WERDEN!

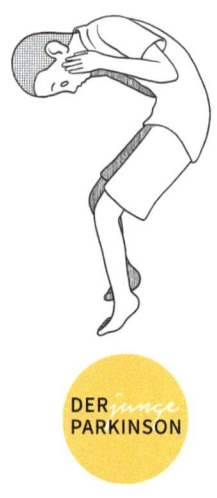

BRAUCHST DU NOCH MEHR INSPIRATION UND HOFFNUNG? MEHR ZU MEINEM WEG UND DEM BILDBAND AUF DER WEBSEITE www.derjungeparkinson.de

<u>G e h e i m !</u>

Vorläufige Richtlinien

für den Einsatz von Panzerabwehrwaf

in der Verteidigung

Vom 20. Mai 1944

mmando des Heeres
d.H. / Ausb.Abt.(II)   H.Qu.OKH., d. 20. Mai 1944.
Nr. 650/44 geh.

Das Merkblatt

„Vorläufige Richtlinien für den Einsatz
von Panzerabwehrwaffen in der Verteidigung" tritt mit Herausgabe in Kraft.

I. A.

Z e i t z l e r .

---

grafische Informationen der Deutschen Nationalbibliothek:
eutsche Nationalbibliothek verzeichnet diese Publikation
Deutschen Nationalbibliografie; detaillierte bibliografische
ten sind im Internet über http://dnb.dnb.de abrufbar.

© 2022 Thomas Heise
Herstellung und Verlag:
BoD - Books on Demand, Norderstedt

ISBN: 978-3-7562-0621-6

Vorbemerkung

In dem Merkblatt „Vorläufige Richtlinien Einsatz von Panzerabwehrwaffen in der Verte sind die wichtigsten der bei den Abwehrkäm festen Fronten im Osten gemachten Erfahrung den Einsatz panzerbrechender Waffen ausgewertet.

Das Merkblatt ergänzt die D 87 „Richtlinien Panzerabwehr aller Waffen" und die übrigen zerabwehr behandelnden Merkblätter usw. Herausgabe einer neuen Vorschrift über die I wehr aller Waffen dient es als Richtlinie für bildung und zur Sammlung weiterer Erfahrungen.

Der Einsatz von Panzerkampfwagen, Flak-und Flak-Einheiten ist nicht besonders behand für gelten die einschlägigen Vorschriften, für tillerie insbesondere das Merkblatt geh. Nr. 9/1 linien für den Einsatz von Flak-Artillerie i kampf" vom 22. Februar 1944.

Inhaltsverzeichnis

I. Führungsmaßnahmen

a) **Auswahl der Stellung.**

1. Bei Auswahl einer Verteidigungsstellung müsse
   Forderungen nach Panzersicherheit oder für di
   zerabwehr günstigen Verhältnissen und nach
   Beobachtungsmöglichkeiten für die Artillerie
   schweren Waffen im Vordergrund stehen.

   Feindlage und Geländegestaltung, Zustan..
   eigenen Truppe (Empfindlichkeit gegen fei
   Panzer und Trommelfeuer, Gefechtsstärke),
   und Art der vorhandenen Waffen usw. schaf
   verschiedenartige Voraussetzungen, daß eine
   meingültige Abstufung zwischen der Forderung
   Panzersicherheit und der nach guten Beobacl
   möglichkeiten nicht erfolgen kann. Häufig
   wird es möglich sein, bei geschickter Führur
   HKL. beide miteinander in Einklang zu bringen.

2. **Für Einsatz und Wirkung der Panzerabwehr**
   ist richtige Auswahl der Stellung von entscl
   der Bedeutung.

   Hinterhangstellungen sind für die Panzer
   am günstigsten. Hier können die Waffen im
   ren Teil des Hauptkampffeldes mit Wirkung a
   Hang vor der HKL. eingebaut werden, ohne
   zeitig vom Gegner erkannt zu werden, das
   kann auf kurze Entfernung überraschend e
   werden und das Verschieben der Waffen a
   drohte Abschnitte kann gedeckt erfolgen.

   Bei **Kamm-** oder **Randstellungen** ist eine W
   der Panzerabwehrwaffen vor die HKL. sch
   bei zum Feind hin gewölbten Hängen meist i
   lich. Die Waffen dürfen nur für die Dauer des
   kampfes in einer hierzu ausgebauten

ehen, im übrigen sind sie dicht hinter dem Kamm
ereitzustellen. Das Instellungbringen darf vom
egner nicht beobachtet werden können.

Vorderhangstellungen bieten zwar die Möglichkeit
uten Schußfeldes, besonders auf langgestreckten
achen Höhen, haben dagegen den großen Nachteil,
aß die hier eingesetzten Panzerabwehrwaffen vor-
eitig vom Gegner erkannt und zerschlagen werden
önnen. Instellunggehen und Stellungswechsel sind
ei Tage meist nicht möglich. Deshalb dürfen die
Vaffen nur in gut versteckten Feuerstellungen, als
chweigewaffen oder frontal gedeckt (vgl. Ziffer 22)
ngesetzt werden.

a den zur **Erkundung einer Verteidigungsstellung**
orausgesandten Erkundungsstäben sollen Offiziere
ler Waffengattungen, mindestens aber je ein er-
hrener Offizier der Infanterie, Artillerie, Pioniere
nd Panzerabwehrwaffe vertreten sein.

Wichtigste Aufgabe des Führers eines Erkundungs-
abes ist es, bei der **Auswahl des Geländes** im ein-
elnen ohne Rücksicht auf seine eigene Waffenzuge-
örigkeit die Forderungen **aller** Waffen für jeden
nzelnen Stellungsabschnitt so aufeinander abzu-
immen, daß durch volle Ausnutzung der Gegeben-
eiten des Geländes ein Höchstmaß an Abwehrkraft
rreicht wird.

ehlen natürliche **Panzerhindernisse,** dann muß
urch **Ausbau** von Panzerabwehrgräben, Anlage von
linenfeldern usw. und durch entsprechenden Ein-
tz der Panzerabwehrwaffen ein möglichst hoher
rad der Panzersicherheit einer Stellung erreicht
erden.*)

Vgl. OKH./Gen. St. d. H./Ausb. Abt./Gen. d. Pi. U. Fest.
r. 7900/43 g. v. 1. 10. 43 „Anregungen für den Ausbau von
ellungen an der Ostfront."

b) **Der Panzerabwehrplan.**

5. Durch den Panzerabwehrplan soll erreicht w
daß

der feindliche Panzerangriff möglichs
der HKL. zusammenbricht,

trotzdem in die HKL. eingebrochene
stets von neuem auf vorbereitete ur
setzte Panzersperriegel oder Pak
punkte treffen, an denen auch Re
und schnell zusammengeraffte Kräfte
halt finden,

die Ausweitung eines feindlichen Ein
zum Durchbruch verhindert und die (
lage zur Bereinigung des Einbruch
schaffen wird.

6. Der Panzerabwehrplan ist, ähnlich wie ein
plan, unter verantwortlicher Leitung des Tr
führers, möglichst schon bei der Erkundun
Stellung, **aufzustellen.** Er hat sich auf das g
Hauptkampffeld (Feuerstellungsräume der A:
und Flak einschließlich)*) zu erstrecken.

Er regelt außer dem Ausnützen natürlicher
dernisse und Anlegen von Sperren den Einsat:
panzerbrechender Waffen einschließlich Panze
kampfmittel und -waffen (vgl. III) sowie der
zer-Warn- und Beobachtungdienst für alle
(vgl. H.-Dv. 470/12, Ziffer 61-70).

Die Aufstellung des Panzerabwehrplanes
dert enge Zusammenarbeit außer mit Pionierer
mit Artillerie, Flak und schweren Infanterie
Ihre Feuerstellungen sind in den Panzera
plan mit einzubeziehen und so auszuwählen, (

*) Vergl. Anmerkung S. 6.

eben ihren Hauptaufgaben jederzeit in der Lage sind, in das Hauptkampffeld eingebrochene Feindpanzer nicht nur frontal, sondern auch in Flanke und Rücken zu bekämpfen.

Der Panzerabwehrplan regelt vorausschauend auch die **Erkundung** und den **Ausbau** aller Anlagen und Stellungen für den Einsatz von **Reserven und Verstärkungen** an Panzerabwehrwaffen aller Art, auch in der Tiefe der Stellung. Hierdurch entstehen im Laufe der Zeit zugleich für die vorn eingesetzten Waffen Ausweich- und Wechselstellungen in der Tiefe.

Keinesfalls dürfen sich Ausbau und Erkundung von Stellungen nur auf Zahl und Art der vorhandenen Panzerabwehrwaffen beschränken.

Ebenso wichtig wie die Aufstellung des Panzerabwehrplanes ist seine **Durchführung.** Aufstellung und Durchführung müssen in einer Hand liegen, damit **einheitliche Ausrichtung** in allen Fragen der Panzerabwehr vor und während des Kampfes sichergestellt ist.

Mit Aufstellung und Durchführung des Panzerabwehrplanes wird im Divisionsrahmen zweckmäßig der Kommandeur der Divisions-Panzerjäger-Abteilung beauftragt. Er führt seine Aufgabe im engsten Einvernehmen mit den Regimentskommandeuren durch. In größerem Rahmen stehen hierzu die „Stabsoffiziere für Panzerbekämpfung" zur Verfügung, sofern nicht besondere Lagen die Bestimmung von Truppenkommandeuren zu **Panzer-Abwehr-Offizieren** erforderlich machen.

Die Verantwortlichkeit jedes Truppenführers für die in seinem Abschnitt eingesetzten eigenen Panzerabwehrwaffen vor und während des Kampfes wird hierdurch nicht berührt.

9. Der **Panzer-Abwehr-Offizier** ist **Berater seines** **...penführers** und unterstützt ihn vor allem b... Durchführung folgender **Aufgaben:**

Erfassung aller panzerbrechenden Waffen so... im Großkampf keine Waffe unausgenutzt bleibt.

Einsatz aller panzerbrechenden Waffen so... jede Waffe entsprechend ihrer Eigenart Leistung, dem Gelände und der taktischen richtig verwendet wird.

Zusammenwirken aller panzerbrechenden ... so, daß vor allem an den Schwerpunkten Wirkung erzielt wird. Das Zusammen... zwischen selbstbeweglichen und Stellungs... sowie innerhalb der verschiedenen selbst... lichen Waffen, bedarf in jedem Falle ein... sonderen Regelung.

Hierzu gehört **im einzelnen** – neber... Orientierung der taktischen Führer über ... der Panzerabwehrwaffen – persönliche ... lungnahme der Führer von Panzerabwe... fen, gegenseitige Unterrichtung über ... und Einsatzraum (hierdurch Verhinderung... Beschusses durch eigene Waffen und ge... tige Behinderung durch Zusammenballung)... gehende Orientierung über Feind, eigene ... und Gelände, sowie Regelung gegen... Funkverbindung (gegebenenfalls Austausch... Funkstellen).

10. **Werden auf diese Weise alle Möglichkeiten d...** **ländewahl, der Geländeverstärkung, des Ei...** **und des Zusammenwirkens panzerbrechender...** **fen richtig ausgenutzt, so ist die wichtigste V...** **setzung für die Abwehr feindlicher Panzer...** **geschaffen.**

II. Einsatz der Panzerabwehrwaffen

a) Einsatzgrundsätze und Kampfweise.

Die eindeutige **Aufgabe der Panzerabwehrwaffen** ist der wirksame Schutz des Hauptkampffeldes und der in ihm eingesetzten Truppen, vor allem der Infanterie, gegen angreifende Feindpanzer, **Der feindliche Panzerangriff soll möglichst vor der HKL. zusammenbrechen.** In die HKL. eingebrochene Panzer müssen am Aufrollen der HKL. verhindert, in die Stellung eingebrochene Panzer im HKF. aufgefangen und vernichtet werden.

Je weiter vorn Panzerabwehrwaffen ihre Aufgabe erfüllen, ohne selbst vorher vom feindlichen Feuer erschlagen zu werden, desto mehr Verluste ersparen sie der Infanterie und desto besser schützen sie auch die Artilleriestellungen.

Die verfügbaren Panzerabwehrwaffen reichen meist nicht aus, um alle bedrohten Stellen der Front gegen Panzerangriffe zu schützen. Auch breite Frontabschnitte dürfen nicht zur Zersplitterung der Panzerabwehrwaffen verleiten.

In jeder Lage, vor allem bei breiten Abschnitten, ist daher **entscheidend wichtig:**

Bildung von Panzerabwehr-Schwerpunkten in der Front und in der Tiefe.

Sie sind dorthin zu legen,

wo das Gelände den feindlichen Panzerangriff begünstigt,

wo feindliche Panzer nicht durchbrechen **dürfen** oder

wo sich feindliche Panzerschwerpunkte abzeichnen.

b) **Bildung von beweglichen Reserven** an [...]
brechenden Waffen (Sturmgeschütze, Panze[...]
Pak (Sf) und **Wendigkeit beim Einsatz** de[...]
serven, gute Organisation der Panzerbe[...]
tung, schnelle Weitergabe der Panzer-W[...]
durch alle Waffen (Vorrang vor allen a[...]
Meldungen!), Erkundung und Ausbau von[...]
lungen und Wechselstellungen für Verstär[...]
Pak aller Art sowie Markierung und Ausba[...]
Anmarschwege aus den Bereitstellungen si[...]
breiten Fronten und in ungeklärter Lage[...]
besonderer Wichtigkeit.

Dies gilt auch für die in Reserve geha[...]
auf dem Gefechtsfeld nur beschränkt bewe[...]
s. Pak (mot. Z.) (vgl. Ziffer 14).

**Die Erkundung der Stellungen erfolgt i[...]
Regel zu Fuß.** Die Führer der Reserven r[...]
jede Stellung kennen, die Fahrer müssen b[...]
und Nacht eingefahren sein.

13. In Lagen, bei denen mit einem feindlichen I[...]
angriff noch nicht zu rechnen ist, und **in unge[...]
Lage** genügt häufig der Einsatz **eines Teils** d[...]
zogenen Pak. Er richtet sich in diesem Fall in [...]
Linie nach dem Grad der Panzersicherheit d[...]
ländes. **Ein Teil der s. Pak** kann in der Nä[...]
Gefechtsstände (Regiment, Bataillon) **beweglic[...]
reitgehalten werden. Damit sind gute Verbi[...]
schneller Einsatz sowie Pflege des Geräts si[...]
stellt. Über frühzeitigen Einsatz siehe Ziffer 20.

14. Zeichnen sich **vor einem feindlichen Panzer[...]
klare Schwerpunkte ab, dann gilt es, mit allen [...]

die Panzerabwehr an den voraussichtlichen [...]
punkten der Front örtlich zu verstärke[...]
einen **Einbruch** in die HKL. zu **verhindern.**

eine größere **Tiefe** der Panzerabwehr zu bilden, um einen feindlichen Einbruch oder **Durchbruch aufzufangen.**

Dazu sind rechtzeitig aus nicht oder weniger bedrohten Abschnitten Pak herauszuziehen und zusammen mit den bisher bereitgehaltenen Pak (vgl. Ziffer 13) einzusetzen. Auch Einsatz von **Minen**serven kann in Frage kommen.

Selbstbewegliche Panzerabwehrwaffen (vgl. Ziffer 27 und ff.) bleiben als bewegliche Reserven beitgestellt. Jedoch kann ein Verschieben oder ein näheres Heranziehen an die Front zweckmäßig sein.

Fehlen selbstbewegliche Panzerabwehrwaffen, muß auch die Führung einen Teil der s. Pak (mot. Z.) als Panzerabwehr-Reserve bereithalten, obwohl deren Beweglichkeit auf dem Gefechtsfeld beschränkt ist. Es darf jedoch nicht zu einer völligen Entblößung der Truppe von s. Pak führen, es sei denn, ihre Stellung ist einwandfrei panzersicher.

Je nach Zahl der verfügbaren Panzerabwehrwaffen entstehen auf diese Weise an den bedrohten Frontabschnitten ein oder mehrere, möglichst lückenlose Querfronten gegen Feindpanzer **(Panzer-Sperr-riegel).**

Der vorderste Panzersperriegel liegt vor der HKL., den am weitesten rückwärts gelegenen bilden die Artillerie, die Flak und die herangeführten Pakreserven, soweit diese nicht mehr rechtzeitig zum Einsatz im vorderen Teil des HKF. kommen konnten.

Durch den Panzerabwehrplan wird die gegenseitige Überdeckung der Panzerbeschußräume aller zur Panzerabwehr geeigneten Waffen in den verschiedenen Panzersperriegeln im Zusammenwirken mit Panzerhindernissen und Sperren aller Art sichergestellt.

Der Verlauf weiterer Panzersperriegel in der
ist ähnlich wie der Verlauf rückwärtiger Stel
vorausschauend durch die obere Führung
legen, ihre Erkundung zu befehlen.

16. **Wird vor oder während eines feindlichen Pa**
griffs eine **Änderung** des Schwerpunktes e
dann ist auch der **Panzerabwehr-Schwerpunk**
verzüglich zu verlegen. Mehrfacher Stellungsv
darf nicht gescheut werden, im feindeinges
Gelände kann er jedoch nur bei Dunkelheit e
(Wegemarkierung!).

Die Zugmittel der gezogenen Pak sind
nahe heranzuhalten und einzugraben, jedoch
halb des Wirkungsbereichs der feindlichen sch
Infanteriewaffen.

17. Sind die **eingesetzten** panzerbrechenden **Waffe**
schlagen worden, dann wird ein Durchbruch
licher Panzer im allgemeinen erst vor einem I
hindernis in der Tiefe des HKF., vor der Ar
Schutzstellung*) oder vor panzerhemmendem
lände (Sumpf, Wald) aufzufangen sein.

Alle dann noch verfügbaren bzw. neu he
führten panzerbrechenden Waffen sind in oder
diesen Linien zusammenzufassen und zur E
eines **neuen Panzersperriegels** aufzubauen, u
eingebrochenen Feindpanzer auf eine neu
sierte Abwehr auflaufen zu lassen.

Es ist besser, durchgebrochene Feindpanz
solchen Stellungen mit feuerbereiten Geschütz
erwarten, als die Waffen – insbesondere Pak
Z.) und Pak (Sf.) – in Unkenntnis der Lage z
an die Feindpanzer heranzuführen und sie

*) Vgl. Anm. S. 6.

...ne entscheidenden Abwehrerfolg, hohen Verlusten ...szusetzen.

Durchgebrochene Feindpanzer können auch wir-...ungsvoll durch Panzer-Schlachtflieger bekämpft ...erden.

...er **Abstand** der Pakstellungen **von der HKL.** kann ...icht einheitlich befohlen werden. Er richtet sich ...1 erster Linie nach dem **Gelände** und den wirksam-...ten Schußentfernungen (nicht Höchstschußweiten!), ...rner nach der voraussichtlichen Lage des feind-...chen Vorbereitungsfeuers und dem Grad der Emp-...ndlichkeit der Waffen.

Neben ausreichender **Staffelung nach der Tiefe,** ...esonders an den Schwerpunkten, muß stets **Wir-ung** zahlreicher, darunter auch schwerer Panzer-...bwehrwaffen **vor und in die HKL.** angestrebt wer-...en. Als **Anhalt** kann gelten, daß in einem schwach ...edeckten und leicht gewellten Gelände die Mehr-...ahl der **s. Pak** im allgemeinen abgesetzt von der ...KL. hinter den angenommenen oder erkannten ...chwerpunkten, die **leichteren** Waffen weiter vorn ...1 der Nähe oder in der HKL. eingesetzt werden ...gl. Ziffer 25 und 26). Ein **linearer Aufbau** der Waf-...n ist in jedem Falle **abzulehnen.**

Mindestens die s. Pakstellungen und die dazuge-...örigen Annäherungswege sollen der feindlichen ...eobachtung entzogen sein.

...inzeleinsatz der schweren Pak ist grundsätzlich ab-...ulehnen, weil die so eingesetzten Waffen von den ...eist gruppenweise von verschiedenen Seiten an-...reifenden Feindpanzern zerschlagen werden. S. Pak ...nd daher zu zweit (halbzugweise), zusammen mit ...l. oder le. Pak oder verstärkt durch Panzer-Nah-...ampfmittel und Minenschnellsperren in **Pakkampf-...upps** zu...mmenzufassen. (Ausnahme s. Ziffer 25.)

Ihre Stellungen sind zu **Stützpunkten**
Nestern") auszubauen, so daß sie bei örtlichen
lichen Einbrüchen auch als Rückhalt und A
merungspunkte für die Infanterie dienen k
Wenn angängig, empfiehlt es sich, einige
punkte zur Erhöhung der Widerstandskraft i
Nähe von Gefechtsständen oder Feuerstellunge
schweren Waffen der Infanterie zu legen.

Die einzelnen Pak eines Pakkampftrupps 1
sich gegenseitig Feuerunterstützung geben 1
("Rottenkameradschaft"). Der Abstand der Ges
untereinander richtet sich nach der wirks
Schußentfernung, eine Zusammenballung ist zu
hindern.

Einzeleinsatz der **leichteren** Panzerabwehr
wird sich infolge der Abschnittsbreiten und
ländeverhältnisse häufig nicht vermeiden lassen.

20. Pak, die nicht zur beweglichen Reserve gehöre
len **in Stellung** sein, ehe das feindliche Vc
tungsfeuer oder der feindliche Angriff beginnt
lungspak). Später ist ein Instellungbringen od
Stellungswechsel meist nicht mehr möglich.

Auffahrende Pak sind ein lohnendes Ziel f
feindliche Artillerie und Panzer. Sie werder
nichtet, ehe sie zur Wirkung kommen, oder
zeitig erkannt und unter zusammengefaßtes
genommen.

21. **Feuereröffnung** aller Panzerabwehrwaffen soll
lichst **spät und überraschend** erfolgen, jedoch
Ausnutzung der **wirksamsten Schußentfernung.**
muß den Bedienungen bekannt sein. Späte
eröffnung ist aus Feuerstellungen auf dem V
hang oder Kamm besonders wichtig.

Zur Aufklärung einzeln oder in geringer Zał
fühlende, meist leichte feindliche Panzer dürfe

on wenigen vorher bestimmten Pak bekämpft wer-
en (vgl. auch Ziffer 25).

Bekämpfung von art. wirkenden feindlichen Pan-
rn, die aus großer Entfernung die Stellung unter
euer nehmen, ist im allgemeinen nicht Aufgabe der
ak, sondern Sache der Artillerie bzw. der Panzer-
ger und Sturmgeschütze.

b) Einzelheiten der Feuerstellungen.

ie Stellungen sollen so liegen, daß

der Gegner durch das Feuer **überrascht** wird,

der Gegner möglichst von mehreren Seiten aus
der **Flanke** gefaßt werden kann,

Panzer-Schußfeld möglichst **nach mehreren Seiten** vorhanden ist,

die Geschütze sich **gegenseitig unterstützen**
können.

Deshalb muß jede einzelne Stellung sorgfältig er-
undet und geschickt der Geländeform und der
odenbewachsung angepaßt werden.

Flankierende Wirkung vor die HKL. ist oft aus
ellungen möglich, die auf dem Vorderhang liegen,
er frontal gedeckt sind. Bieten sich in benachbar-
n Abschnitten bessere Möglichkeiten flankierender
irkung als im eigenen Abschnitt, so sind diese aus-
nutzen. Abschnittsgrenzen dürfen kein unüber-
indliches Hindernis sein. Dasselbe gilt sinngemäß
ch für Auswahl der Bereitstellungsräume.

Rundumwirkung ist stets anzustreben, jedoch kann
e Rücksicht auf Deckung und Tarnung eine Ein-
hränkung dieser Forderung notwendig machen.

Jede Pakstellung muß zur infanteristischen **Nah-
rteidigung** eingerichtet werden. Die Stellungen

sind nach Möglichkeit in Stützpunkte ei
ziehen.

Unauffälliges Festlegen der wichtigsten
nungen im Gelände hat sich bewährt.

23. Bei feindlichen Einbrüchen kann es erfor
werden, Pakstellungen zusätzlich **infanteristis**
sichern. Meist wird dies nur bei s. Pak möglicl
Hierdurch wird verhindert, daß die wertvollen
fen vorzeitig ausfallen oder von ihrer eiger
Aufgabe, der Panzerbekämpfung, abgezogen v

In den Feuerstellungen müssen stets Spre
naten zur Bekämpfung eingebrochener, fein
Infanterie bereitliegen.

24. Nur **sorgfältig ausgebaute** und vor allem **g**
tarnte Feuerstellungen erfüllen ihren Zweck
sollen der feindlichen Erd- und Luftbeoba
entzogen werden. **Pakstellungen müssen bei**
wie tot daliegen.

Bau von überdachten Kampfständen mit S
hat sich wegen der Einschränkung der Wir
möglichkeit nicht bewährt. Beim Ausbau is
allem auf Schutz von Rohr, Rohrwiege, Ziel
Richteinrichtung zu achten.

Zur **Täuschung** des Gegners kann es zwec
sein, eine andere vorbereitete und ausgebaut
lung zu beziehen, wenn mit Sicherheit anzur
ist, daß die bisherige Stellung vom Feind e
ist (z.B. bei feindlichem Artilleriebeschuß ode
eigener Feuereröffnung) oder wenn in Kürz
feindlicher Panzerangriff zu erwarten ist. F
Durchführung des Stellungswechsels gelten
fer 16 und 20.

Ferner kann der Gegner durch gut an
Scheinstellungen wirksam getäuscht werden.

aben jedoch nur Wert, wenn sie von Zeit zu Zeit
esetzt werden.

c) Besonderheiten der verschiedenen Waffen.

1) Gezogene Pak.

ezogene Pak sind im allgemeinen **Stellungswaffen.**
e sind zur Panzerjagd ungeeignet und zu einem
eweglichen Einsatz auf dem Gefechtsfeld nur be-
ingt geeignet. Durch das feindliche Vorbereitungs-
uer sind sie auch dann gefährdet, wenn sie sorg-
ltig eingegraben sind.

Dies gilt insbesondere für **s. Pak** (mot. Z.). Diese
erden daher, wenn es Auftrag und Gelände irgend
lauben (vgl. Ziffer 18), außerhalb des voraussicht-
hen feindlichen Hauptfeuerraumes und als Schwei-
waffen eingesetzt.

Ein **Vorziehen einzelner s. Pak** dicht hinter die
KL. wird erforderlich, wenn anders keine Mög-
hkeit besteht, vor der HKL. in Deckung stehende
indpanzer auszuschalten. Ein derartiger Einsatz
uß sorgfältig vorbereitet werden und zeitlich be-
hränkt bleiben. Straffe Feuerdisziplin ist für diese
eschütze besonders wichtig. Das Vorziehen kann
ur bei Dunkelheit erfolgen.

e. **Pak** haben ihre ursprüngliche Bedeutung als
nzerabwehrwaffen weitgehend verloren. Sie wer-
en daher in erster Linie zur Unterstützung der
hweren Waffen der Infanterie in Nähe der HKL.
ngesetzt oder Pakkampftrupps zugeteilt. Den
ampf gegen Infanterieziele führen sie aus vorbe-
iteten Wechselstellungen mit **frontaler** Wirkung,
ährend sie gegen feindliche Panzer nur noch aus
er **Flanke** und auf nächste Entfernung Erfolge haben.

bb) **Selbstbewegliche Panzerabwehrwaffen.**

27. Bei selbstbeweglichen Panzerabwehrwaffen is
unterscheiden zwischen Sturmgeschützen, I
jägern und Pak (Sf.).

Sturmgeschütze haben sich bisher als die
Waffen zur Panzerbekämpfung erwiesen.

Panzerjäger sind voll gepanzerte und gelän
gige Kampffahrzeuge. Ihre wesentlichen Me
sind:

Kein Drehturm, dafür

starke Frontpanzerung und

lange Kanone mit großer Durchschlagsleistung.

Panzerjäger sind befähigt, **Feindpanzer zu**
d. h. sie **angriffsweise** zu bekämpfen. Darübe
aus können sie zur unmittelbaren Unterstützur
Infanterie wie Sturmgeschütze eingesetzt werden.

Pak (Sf.) sind s. Pak auf schwach und nu
weise gepanzerten, oben offenen Selbstfahr
(Fahrgestell von Panzerkampfwagen). Sie sind
ebenso geländegängig wie Sturmgeschütze und
zerjäger und schießen nur in Fahrtrichtung
Panzerung schützt sie jedoch nur gegen Infa
feuer und Granatsplitter. Sie sind daher zu
angriffsweisen Verwendung nach Art von
geschützen oder Panzerjägern **nicht geeignet.**
Ausnutzung ihrer Beweglichkeit führen sie
Feuerkampf aus versteckten, häufig wechs
und vorher erkundeten Feuerstellungen.

Einsatz selbstbeweglicher Panzerabwehrwaffe
Stellungspak ist grundsätzlich abzulehnen, wei
durch schneller und überraschender Einsatz
schwerpunktmäßiges Verschieben an Brenn
verhindert wird.

Selbstbewegliche Panzerabwehrwaffen werden in der Regel bis zum Beginn des feindlichen Panzerangriffs als **Reserve der Führung beweglich bereitgestellt.** Ein Zerreißen der Verbände oder Einheiten ist dabei zu vermeiden. Einzeleinsatz von Geschützen ist stets falsch.

Entsprechend der Beurteilung der Feindlage erfolgt die Bereitstellung in feuerarmen Räumen so, daß die Waffen auf Befehl in kürzester Zeit die bedrohten Abschnitte so rechtzeitig erreichen, daß sie aus vorbereiteten Stellungen die angreifenden Feindpanzer noch möglichst vorwärts der HKL. zum Kampf stellen und vernichten können.

Durch ständige Marschbereitschaft (Alarmübungen!), überlagernde Nachrichtenverbindungen zu den Bereitstellungsräumen, durch eingehende Geländeerkundung, Markierung der Anmarschwege, gute und lückenlose Organisation der Panzerbeobachtung und schnelle Weitergabe der Panzerwarnung ist beschleunigter Einsatz sicherzustellen. Genügende Ausstattung mit Munition und Betriebsstoff sowie Kenntnis der Lage eigener Minenfelder sind Voraussetzungen für den Einsatz.

Ist die **Angriffsrichtung feindlicher Panzerkampfwagen erkannt,** erfolgt die Bekämpfung durch die selbstbeweglichen Panzerabwehrwaffen häufig so, daß eine in Front mit Teilen gebildete Feuerfront den feindlichen Panzerangriff zum Stehen bringt, während andere Teile (vor allem Panzerjäger) den Feind unter Ausnutzung von Sonne, Wind, Bodendeckung und Bodenform überraschend in Flanke und Rücken angreifen („Zangenangriff"!). Hierbei gilt der Grundsatz:

„Wer zuerst in Stellung ist und im Panzerduell den ersten Schuß hat, ist meist Sieger!",

denn er kann den Feind anlaufen lassen un
Feuer überraschend aus günstiger Richtung ur
günstige Schußentfernung eröffnen.

**Stets ist anzustreben, die feindlichen Panzer
vorwärts der HKL. zu vernichten.**

30. Ist der feindliche Panzerangriff abgeschlagen,
die selbstbeweglichen Panzerabwehrwaffen –
vorheriger Verständigung der Infanterie –
züglich zurückzunehmen, für den nächsten
beschleunigt vorzubereiten und erneut berei
len. Eine Zurückname hat im allgemeinen au
die Nacht zu erfolgen.

III. Panzernahbekämpfung

(vgl. auch H.-Dv. 469/4 und Merkbl. 47/14 u. 77/1-3

31. Überraschend auftretende oder durchgebr
Feindpanzer können in allen Gefechtslager
Truppe ohne ausreichenden Schutz von Pak
fen. Auch Reserven, Gefechtsstände, Stäbe,
stellungen, schwere Waffen, rückwärtige Eir
Trosse, ferner Orts- und Bahnhofskomman
usw. können in die Lage versetzt werden, sich
licher Panzer erwehren zu müssen.

Diesem Zwecke dienen:

a) die Panzer-Nahkampf**mittel** (Hafthohlladung, ge-
ballte Ladung, T-Minen, Blendmittel usw.),

b) die Panzer-Nahkampf**waffen** („Faustpatrone",
„Panzerschreck" (vgl. Ziff. 33), Kampf
Gew.-Gr.-Gerät).

Bei genügender Ausstattung mit diesen
mitteln und -waffen und bei sorgfältigem Ste
ausbau muß **jede Truppe** in der Lage sein, fei
Panzer wirksam zu bekämpfen.

Darüber hinaus stellt die Panzernahbekämpfung ne unerläßliche Ergänzung des Panzerabwehr-lanes dar. Ihre Bedeutung wächst, wenn Panzerab-ehrwaffen fehlen oder deren Wirkung durch Dun-elheit, Nebel, Niederschläge, unübersichtliches Ge-nde usw. eingeschränkt ist.

oraussetzung für eine wirksame Panzernahbekämp-ung ist eine gründliche **Ausbildung** aller Soldaten nd eine unausgesetzte Erziehung zur Überwindung es natürlichen Unterlegenheitsgefühls des Menschen egenüber gepanzerten Kampffahrzeugen. Dies ge-hieht, soweit es die Gefechtslage irgend gestattet, veckmäßig durch

Überrollenlassen von Panzern oder Kettenfahr-zeugen in Panzerdeckungslöchern;

Unterricht an Beutepanzern (Sichtverhältnisse aus dem Panzer heraus, toter Winkel usw.);

Vorführung eigener Panzernahkampfmittel und -waffen und Veranschaulichung ihrer Wirkung;

Abgabe eines Probeschusses mit Panzernahkampf-waffen.

euartige Panzernahkampfwaffen:

„Faustpatrone".

Sie gehört zur Ausstattung der

Panzernahkampftrupps

ler Waffengattungen und kann auf Schußentfer-ungen bis 30 m und darüber mit Erfolg zur Wir-ung gebracht werden. Mit einer Steigerung der eichweite ist zu rechnen. Die Handhabung der ustpatrone ist in halbstündiger Unterweisung von dem Soldaten erlernbar.

8,8-cm-R-Panzerbüchse 54 **„Panzerschreck"** (alte

Bei dieser Waffe werden aus einem mit
schild versehenen 9,4 kg schweren Rohr 8,?
Granaten verschossen. Mit einer Schußwe
über 150 m tritt die Waffe an die bisheri
der Panzerbüchsen. Mit einer Steigerung de
weite ist zu rechnen. Die Bedienung der Wa
eine besondere Ausbildung voraus. Sie v
Panzerzerstörereinheiten eingesetzt (selbständ
zer-Zerstörer-Bataillone und Kompanien sow
zer-Zerstörer-Züge in Infanterie-Panzerjä
panien).

Kleinste Einheit ist der

Panzer-Zerstörertrupp

zu 3 Rohren.

34. Der Einsatz der Panzernahkampfmittel und
bedarf um so sorgfältigerer Überlegung, je
die vorhandene Ausstattung ist (Schwerpunktbildun;

In der **Verteidigung** regelt der Panzerab
ihren Einsatz. Gegenseitig sich unterstützen
zerabwehrnester bilden die Regel. Reichlic]
stattung aller Truppen mit Panzernahkam
und -waffen ist anzustreben. „Panzerschre(
„Faustpatrone" dienen in erster Linie zur
punktmäßigen Verstärkung der Panzerabw•
vorderen Linie.

In jedem Falle muß die Führung auf
lung von **Reserven** an Panzernahkampfmitt
-waffen bedacht sein. Dies geschieht zweckmä£
Bereithalten von Panzerzerstörer- und P'
kampftrupps bei Kompanie- und Bata
fechtsständen, aber auch in der Tiefe der I
Feuerstellungen, Stäben usw. **Beweglic]**
rückwärtiger Trupps mit Volkswagen oder
rad zur Bekämpfung durchgebrochener Fe'

at sich bewährt. Hierbei kommt vor allem die "austpatrone" zu guter Wirkung.

Stets bedürfen Panzerzerstörer- und Panzernah-ampftrupps beim Einsatz der infanteristischen cherung gegen die die feindlichen Panzer beglei-nde Infanterie und gegen Scharfschützen sowie er zusätzlichen Ausstattung mit Spreng- und Zünd-itteln. Ihre vorbereiteten Stellungen sollten fron-ler Feindsicht entzogen sein.

eben der Regelung des Einsatzes und der Vertei-ng von Panzernahkampfmitteln und -waffen ist **ändige Überwachung** der Gefechtsbereitschaft unktionsschüsse, Waffenpflege) sowie der Lagerung chutz gegen Witterung und Nässe) erforderlich. en Truppenkommandeuren stehen hierzu die Pan-erabwehroffiziere sowie die Feuerwerker aller ienstgrade zur Verfügung.

MIX